DE

L'EMPLOI DU MYRTOL

OU ESSENCE DE MYRTE

PRINCIPALEMENT DANS LES MALADIES DES

VOIES RESPIRATOIRES & GÉNITO-URINAIRES

PAR

LE Dr EDMOND-CH. LINARIX

De la Faculté de Paris,
Ancien externe des hôpitaux,
Médaille de bronze de l'Assistance publique,

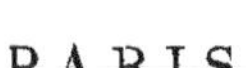

PARIS

A. PARENT, IMPRIMEUR DE LA FACULTÉ DE MÉDECINE

31, RUE MONSIEUR-LE-PRINCE, 31

1878

DE L'EMPLOI DU MYRTOL

OU ESSENCE DE MYRTE

PRINCIPALEMENT DANS LES MALADIES DES VOIES RESPIRATOIRES
ET GÉNITO-URINAIRES

DE

L'EMPLOI DU MYRTOL

OU ESSENCE DE MYRTE

PRINCIPALEMENT DANS LES MALADIES DES

VOIES RESPIRATOIRES & GÉNITO-URINAIRES

PAR

Le Dr Edmond-Ch. LINARIX

De la Faculté de Paris,
Ancien externe des hôpitaux,
Médaille de bronze de l'Assistance publique.

PARIS

A. PARENT, IMPRIMEUR DE LA FACULTÉ DE MÉDECINE

31, RUE MONSIEUR-LE-PRINCE, 31

—

1878

DE

L'EMPLOI DU MYRTOL

OU ESSENCE DE MYRTE

PRINCIPALEMENT DANS LES MALADIES DES VOIES RESPIRATOIRES ET GÉNITO-URINAIRES

PRÉFACE

Les anciens qui se laissaient souvent dominer par l'imagination, même dans les sciences, avaient entouré le myrte d'une célébrité poétique qui eut une heureuse influence sur l'emploi qu'ils firent de ses nombreuses préparations pharmaceutiques. Malgré les avantages incontestables de cet agent thérapeutique, sa vogue qui avait été si grande sous les premiers maîtres de la médecine, ne tarda pas à aller en s'affaiblissant, et, au milieu de ce délaissement dans lequel il tomba peu à peu, c'est à peine si on le revit de temps en temps apparaître dans la formule de certains remèdes astringents.

Les populations méridionales, qui voient croître dans leurs contrées privilégiées le myrte, utilisèrent de tous temps ses vertus multiples, soit pour des usages pharmaceutiques ou domestiques, soit pour le perfectionnement de quelques industries spéciales.

De nos jours à peine a-t-on essayé de ressusciter l'emploi

Linarix.   1 thérapeutique de ses feuilles ou de ses baies, sous forme de poudre ou d'infusion.

Pénétré des propriétés particulièrement anticatarrhales, hémostatiques, antiputrides et désinfectantes de l'essence, que l'on trouve en assez grande abondance dans les feuilles de cet arbuste, nous avons espéré rendre un service à la thérapeutique en cherchant par des expérimentations rigoureuses, faites sous la direction de nos plus illustres maîtres, à en démontrer l'incontestable efficacité dans des maladies de longue durée et pour lesquelles la pharmacopée est malheureusement trop souvent désarmée.

Né dans un pays où le myrte pousse en taillis épais et touffus, nous avions maintes fois remarqué que les indigènes de l'Algérie faisaient un fréquent usage des feuilles et des fruits de cet arbrisseau pour préparer une foule de remèdes secrets.

C'est sous l'influence de ces souvenirs agréables de notre enfance, et surtout de la pensée de pouvoir être utile par notre modeste travail, que nous avons entrepris l'étude des principales applications de l'essence de myrte.

Nous avons principalement dirigé nos expériences sur les maladies des voies respiratoires et génito-urinaires tout en cherchant à nous rendre compte, toutes les fois que l'occasion s'est présentée, des effets produits sur un grand nombre de maladies la plupart du temps favorablement amendées par l'emploi des balsamiques.

L'accueil bienveillant que nous avons trouvé auprès de nos excellents maîtres, les conseils qu'ils ont bien voulu nous donner, ont rendu notre tâche plus facile.

Qu'il nous soit permis d'adresser ici, à notre illustre maître **M.** le professeur Gubler, l'expression de notre profonde gratitude pour la bienveillance avec laquelle il a bien voulu aider et encourager notre travail.

Nous adressons également les plus vifs remerciements à MM. les professeurs Lefort, Depaul, Laboulbène, Vulpian, Pozzi, Ferrand, Mallez, Sevestre, qui ont eu la bonté de nous permettre d'expérimenter notre essence dans leur service et qui nous ont donné d'utiles conseils.

CHAPITRE PREMIER

I. — DESCRIPTION BOTANIQUE.

Le myrhe, plante dicotylédonée, appartient aux Myrtacées, famille intéressante d'arbres ou d'arbrisseaux d'un aspect élégant, qui, d'après Alph. de Candolle, comprend environ mille trois cents espèces, faisant partie de quarante-quatre genres.

Le *Myrtus communis* est un arbuste d'une taille plus ou moins élevée, suivant les climats, qui a des rameaux nombreux, flexibles, chargés de feuilles opposées, petites, ovales ou lancéolées, persistantes, coriaces, d'un vert luisant, très-brièvement pétiolées, marquées de points translucides, et munies de deux petites stipules caduques. Les fleurs sont diversement disposées, soit à l'aisselle des feuilles, soit au sommet des rameaux. Elles sont longuement pédonculées, solitaires ou axillaires, deux petites bractéoles caduques sont placées à l'extrémité du pédoncule. Le calice est subglobuleux, gomosépale, adhérent par sa base avec l'ovaire infère, ayant son limbe à cinq divisions presque orbiculaires, concaves, aiguës, pétalées, ciliolées. La corolle qui manque rarement est formée d'autant de pétales qu'il y a de lobes au calice. Les étamines, généralement très-nombreuses, rarement en nombre déterminé, ont leurs filets libres ou diversement soudés, et leurs anthères terminales assez petites. L'ovaire infère présente de deux à quatre loges, qui contiennent un nombre variable d'ovules attachés à leur angle interne. Le style est le plus souvent simple et le stigmate lobé. Le fruit est une baie, couronnée par le limbe du calice; elle est ovoïde ou globuleuse, d'un noir bleuâtre, d'une saveur sucrée laissant un goût un peu âcre. Les graines sont dépourvues d'arille et d'endosperme. La tige ligneuse est dressée, très-rameuse; les rameaux sont étalés, tétragones, pubescents dans leur jeunesse et très-feuillés.

Alph. de Candolle nous donne, dans sa *Géographie botanique raisonnée*, de précieux renseignements sur la distribution géographique des Myrtacées en général, et du *Myrtus communis* en particulier.

« Dans l'Amérique septentrionale, quelques espèces mal connues avancent en floride sous les 28ᵉ à 30ᵉ degrés. Le *Myrtus communis*, qui dépasse toutes les autres Myrtacées dans notre hémisphère, est indiqué à Madère, mais non aux Açores; il avance dans le midi de l'Europe jusqu'au pied des Alpes, sous les 45ᵉ-46ᵉ degrés, grâce à l'abri de ette chaîne de montagnes, et, vers l'est, jusqu'en Macédoine, 44ᵉ degré. Quelques espèces remontent jusqu'au pied de l'Himalaya, et l'on trouve des *Myrtus* au Japon sous le 35ᵉ degré, mais on n'en connaît pas dans le nord de la Chine. Dans l'hémisphère oriental, il y a des Myrta-

cees au Cap, et même dans l'Amérique méridionale jusqu'aux îles Malouines et à la Terre de Feu sous le 55e degré,
ou c'est encore un *Myrtus (Mnummularia)* qui fixe le point
extrême.

« Dans cette famille, évidemment, c'est l'existence et la
multiplicité d'espèces d'un genre, le *Myrtus*, qui recule les
limites générales jusqu'à 46° et 55° de latitude, car la
grande majorité demeure en deçà des 35e à 45e degrés. Il
est vrai que le continent australien, son centre principal,
ne se prolonge pas actuellement plus au midi. »

Nous signalerons encore parmi les Myrtacées la variété
Leucocarpa, qui donne des baies blanches et qu'on trouve
dans les îles de l'Archipel, en Grèce et dans les Baléares :
puis le *Myrtus salutaris*, qui croît sur les bords de l'Oré-
noque, et dont l'écorce est astringente et antihémorrha-
gique; le *Myrtus ugni*, de Molina, dont l'écorce des racines
est astringente, et dont les feuilles servent à faire des
infusions pour remplacer le thé : les baies servent de
condiments. Enfin, citons le *Myrte d'Australie*, introduit
en Europe depuis un certain nombre d'années, et acclimaté
dans le sud de l'Italie. Cet arbuste est remarquable par la
quantité de *crême de tartre* et d'*acide tartrique* que contiennent ses feuilles. Il a été signalé par de Luca comme
une source d'*acide tartrique*.

Le *myrtus communis*, que les anciens avaient poétisé en
en faisant le symbole du plaisir, abonde dans le bassin de
la Méditerranée, particulièrement sur les et côtes dans les
îles. Il croît dans tout l'Orient, en Afrique, en Italie, en
Espagne et sur les collines arides de la Provence. Simple
arbuste dans presque tout le midi de l'Europe, il devient
un arbre dans le Levant et les régions plus voisines de

l'Équateur. On en cultive dans les jardins un grand nombre de variétés qui ne diffèrent que par la forme ou la dimension des feuilles. Cet arbuste que les Provençaux appellent *nerto*, vient en très-grande quantité dans le terroir de Cassis, de même dans celui de Toulon et des lieux voisins.

Dans ces régions, amies du soleil, on le trouve sur toutes les montagnes des environs de Draguignan, à Grasse, Cannes, Fréjus, Menton, et, partout il vient abondamment et sans culture. Celui que l'on cultive dans les jardins forme d'admirables bordures et des massifs touffus : enfin, on le rencontre le long des haies, dans les forêts et les terrains incultes; il pousse de préférence dans les lieux pierreux, abrités, et sur les rochers exposés au midi. Mais le pays qui renferme les plus beaux myrtes est sans contredit le nord de l'Afrique, dans la partie orientale que l'on appelle la Régence de Tunis.

Dans les climats du centre et du nord, on le cultive en terre légère, à une exposition méridionale en ayant soin de l'enfermer dans des serres pendant l'hiver. Il se multiplie par boutures, marcottes, graines ou rejetons.

II. — HISTORIQUE DU MYRTE.

Le myrte a été connu de toute antiquité. Son nom rappelle l'un des arbrisseaux les plus élégants, à l'idée duquel se rattachaient les souvenirs de la mythologie et de la Fable chez les peuples de l'Asie, de la Grèce et de l'Italie.

A la fête solennelle des Tabernacles, les Hébreux mêlaient le myrte aux feuilles du palmier et aux rameaux des oliviers.

Son parfum doux et stimulant, ses fleurs d'un blanc
d'ivoire, son feuillage brillant, qui forme comme des guir-
landes, l'avait fait consacrer à la plus séduisante des
déesses, Vénus, qui est quelquefois appelée *Myrtie* ou *Myr-
tia*. Les rameaux touffus du myrte servirent à cacher les
charmes de Vénus à une bande de satyres qui se diri-
geaient vers le ruisseau limpide où elle prenait un bain.

C'est Ovide qui nous l'apprend dans ses *Fastes*, liv. IV.

> Littore siccabat rorantes nuda capillos:
> Viderunt Satyri, turba proterva, Deam,
> Sensit, et apposito texit sua corpora Myrto.

Le myrte figurait toujours dans ses fêtes, tandis qu'il
était aussi sévèrement interdit que la présence des hommes
aux sacrifices mystérieux de la bonne déesse. Des bosquets
touffus entouraient ses temples. Une des Grâces portait un
rameau de myrte à la main : au même signe on recon-
naissait dans Athènes une courtisane.

Chez les Grecs, il était surtout célèbre et croissait abondamment dans les îles de Chypre, de Paphos et de Cythère.
Il était l'emblème des douces voluptés, faisait partie essen-
tielle des mystères et des cérémonies les plus riantes et
des plaisirs de la table. Dans les joyeux festins, les buveurs
se couronnaient de myrte et une branche de cet arbuste
passant de main en main, avec une lyre, devenait pour
chaque convive l'invitation de chanter à son tour des vers
érotiques. Les anciens qui en faisaient un ornement dans
les fêtes, en portaient également dans les funérailles, pour
les rendre moins tristes, aimant ainsi à rappeler l'idée des
voluptés au milieu des images de la mort.

Ce fut, d'après Pline l'Ancien, le premier de tous les

arbres que l'on planta sur la place publique de Rome, devant le temple de Romulus Quirinus, pour représenter l'ordre des patriciens et celui des plébéiens; on le regardait comme sacré et on était allé le chercher en pompe sur le sommet du mont Circé.

Voici, du reste, ce que dit Pline, dans son son *Histoire naturelle,* à propos du myrte. « Le myrte lui-même fut, dit-on, vu pour la première fois dans l'Europe citérieure qui commence aux monts Cérauniens, à Circéi, sur le tombeau d'Elpénor : il a gardé le nom grec, ce qui montre que c'est un arbre exotique. Il y avait des myrtes sur l'emplacement qu'occupe Rome, au moment où on la fonda; car la tradition rapporte que les Romains et les Sabins, ayant voulu combattre à cause de l'enlèvement des femmes, se purifièrent, après avoir déposé les armes, avec des branches de myrte, dans le lieu où se trouvent les statues de *Vénus Cluacine.* Il fut choisi alors parce qu'il est consacré à Vénus qui préside aux unions. Je ne sais si le myrte n'est pas le premier arbre planté à Rome, dans les lieux publics, plantation mémorablement prophétique. Au nombre des plus vieux temples est celui de Quirinus, c'est-à-dire de Romulus lui-même; deux myrtes sacrés, plantés devant le temple, y vécurent longtemps, appelés l'un patricien, l'autre plébéien; pendant beaucoup d'années, le myrte patricien eut la prédominance, plein de séve et de vigueur, et tant que le sénat fleurit il fut énorme; le myrte plébéien était chétif et rabougri; mais quand il prit le dessus au moment où le myrte patricien commença à se flétrir, pendant la guerre des Marses, l'autorité des sénateurs s'affaiblit et, peu à peu, ce corps majestueux tomba dans l'épuisement et la stérilité. »

Chez les Athéniens, les Archontes s'en décoraient le front pendant l'exercice de leurs fonctions. On en couronnait les statues des héros le jour anniversaire de leur mort. Avec ses rameaux flexibles et toujours verts, on tressait des couronnes ; la muse *Erato* est représentée, une couronne de myrte sur la tête : on en faisait également la couronne des amants heureux et des vierges timides.

On raconte que Phèdre, en voyant passer Hippolyte, piqua avec une aiguille une branche de myrte qu'elle tenait à la main, et donna ainsi naissance aux points glanduleux qui criblent ses feuilles.

Les Romains avaient consacré le myrte au petit triomphe ou ovation. On l'accordait aux généraux qui, par le pouvoir de la persuasion, par le charme de l'éloquence et sans presque employer la force, avaient heureusement terminé leurs entreprises. Le triomphateur marchait à pied accompagné de joueurs de flûte et couronné de myrte. La flûte était regardée comme l'instrument de la paix, et le myrte comme l'arbrisseau de Vénus, qui, plus qu'aucune autre divinité, avait en horreur la violence et la guerre.

Nous trouvons encore dans Pline les détails suivants sur le rôle du myrte dans les ovations. « Le premier qui fut honoré de l'ovation fut Posthumius Tubertus, vainqueur des Sabins, pendant son consulat (an de Rome 251). Il marcha couronné du myrte de Vénus Victorieuse, parce qu'il avait obtenu facilement le succès sans verser de sang et rendit cet arbre désirable même aux ennemis. Ce fut dès lors la couronne de l'ovation, excepté pour M. Crassus, qui, ayant vaincu les esclaves fugitifs et Spartacus, marcha couronné de *laurier*. Masurius rapporte aussi que les triomphateurs sur leur char ont porté la couronne de

myrte. L. Pison dit que Papirius Mason qui, le premier
(an de Rome 523) triompha des Corses, assistait couronné
de myrte aux jeux du Cirque. »

Toute cette poésie dont les anciens se plaisaient à en-
tourer le myrte s'est perpétuée également parmi les mo-
dernes, et si Virgile place Phèdre dans son enfer, au
milieu des bosquets de myrte, Ponsard dit, dans ses *Odes*,
en s'adressant à sa vieille amie, que dans le séjour des
bienheureux il souhaite d'être placé *dedans un bois myr-
teux* pour y prendre son repos.

CHAPITRE II

DU ROLE THÉRAPEUTIQUE DU MYRTE DANS LA MÉDECINE
ANCIENNE ET MODERNE.

Laissant de côté les fictions agréables qui nous parlent
du myrte comme du plus gracieux des arbustes, nous al-
lons nous occuper du rôle qu'il a joué dans la matière
médicale ancienne et moderne, et montrer par des exemples
puisés dans les ouvrages des premiers maîtres de la médecine qu'il était devenu entre leurs mains une source fé-
conde de préparations pharmaceutiques qui ne méritaient
point l'oubli dans lequel elles sont tombées, et que par de
nouvelles expériences positives nous espérons réhabiliter.
Aussi avons-nous jugé utile, avant de donner le résultat
de nos expérimentations personnelles, de prouver dans un
chapitre particulier que, dès la plus haute antiquité, les

principales propriétés du myrte avaient été reconnues et heureusement appliquées.

Les anciens empruntaient au myrte un médicament, un condiment, un aromate et un astringent. Il avait à juste titre la réputation d'un aromatique, d'un becchique, d'un anticatarrhal, d'un diurétique, d'un résolutif et d'un cicatrisant.

Si nous consultons les ouvrages des médecins grecs les plus renommés, tels qu'Hippocrate et Dioscoride, nous voyons qu'ils l'employaient dans les hémorrhagies, les flux muqueux, les ulcères avec sécrétions abondantes, les maladies de la peau, les ophthalmies, les brûlures, la cystite cantharidienne, les hydropisies, enfin, comme tonique et stimulant.

Dans plusieurs passages de ses œuvres, Hippocrate recommande de panser les ulcères qui siégent aux parties génitales et aux aines des femmes avec du vin dans lequel on aura fait macérer des feuilles de myrte. Il recommande les cataplasmes faits avec les feuilles de myrte et les follicules de térébenthacées pour calmer les douleurs de ventre chez les femmes qui ont des affections des organes génitourinaires. *Si de la chaleur se fait sentir surtout aux parties génitales et au siége, l'urine coule goutte à goutte et cause de la cuisson, prenez des baies de myrte et des raclures de lotus, faites cuire dans l'eau et faites-en usage, tant à l'intérieur qu'à l'extérieur.*

Il prescrivait aux femmes des baies de myrte dans du vin pour réprimer les pertes de sang, et dans la dysenterie il faisait boire à ses malades de l'infusion de feuilles de myrte.

Dioscoride confirma non-seulement les observations pratiques d'Hippocrate sur l'emploi des préparations de myrte, mais il y ajouta ses propres expériences. Il recommande les baies de myrte, mêlées aux feuilles, pour arrêter les *crachements de sang* et pour guérir les *érosions de la vessie.* Voici, du reste, le passage concernant le myrte, traduit par Matthiole : « Pris en breuvage avec du vin pur, le jus de la baie du myrte est bon à l'estomac ainsi que contre les ulcères. La graine cuite dans du vin agit efficacement contre certaines ophthalmies, et surtout contre les fistules qui rendent les yeux pleureux et qui viennent prez du nez. Le vin qui sort des grains de *meurte* échauffez et pressez, de peur qu'il ne s'aigrisse, garde de s'enyvrer, si on en use avant que de boire du vin ce jour-là. Il est bon de s'en étuver et s'asseoir dessus la décoction, aux femmes qui ont la matrice relâchée et qui ont quelques déffauts en leurs lieux secrets ou trop abondantes pertes... La décoction des feuilles sert grandement aux oreilles purulentes, si on en met dedans : les feuilles pilées et appliquées avec eau servent aux humidités des ulcères et à *tous catarrhes* et *fluxions de toutes les parties du corps. Elles arrêtent les sueurs.* »

Porcius Caton, dans son *De re rustica*, dit que de son temps on fabriquait un vin blanc avec le myrte blanc en le faisant sécher à l'ombre jusqu'à parfaite dessiccation et en le mettant ensuite dans du moût. « Plus tard, dit-il, on a découvert le moyen de faire du vin blanc avec le myrte blanc : on prend deux setiers de myrte pilé, on fait macérer dans trois hémines de vin et on exprime. On sèche aussi les feuilles seules jusqu'à ce qu'elles se réduisent en une poudre employée au traitement des plaies sur le corps humain. Cette poudre est légèrement mordante et *arrête les sueurs.* »

Pline l'Ancien, connut également les propriétés thérapeutiques du myrte, et il en fit un usage fort judicieux.
Voici ce que nous trouvons dans son *Histoire Naturelle* :
« Les baies de myrte sont un remède contre l'hémoptysie ;
prises dans du vin, contre les champignons. Elles donnent
à l'haleine une bonne odeur qui dure même le lendemain.
On emploie également cette préparation dans les cas de
piqûres de scorpion, pour LES AFFECTIONS DE LA VESSIE.
Après en avoir ôté les pepins, on les pile dans du vin
vieux, et, on les applique sur les éruptions pustuleuses.
Le suc des baies resserre le ventre ; il est *diurétique*. En
fomentation on s'en sert dans la procidence de la matrice,
dans les affections du siége, dans les ulcères humides,
dans l'erysipèle, dans les *dartres furfuracées*. Dans du vin,
on en fait *prendre aux hydropiques*. Enfin, on s'en sert
comme antidote pour les *cantharides* et les poisons cor-
rosifs. »

Galien et Cœlius Aurélianus ne firent que suivre les
indications données par leurs illustres prédécesseurs, et,
en confirmer les assertions. Ils recommandent d'employer
les préparations de myrte dans les *affections des bronches* et
de la vessie.

Avicenne dans ses canons ou préceptes de médecine,
parle du myrte comme d'un médicamment des plus utiles.
Il dit qu'on l'emploie avec avantage *en bains*, pour donner
plus de tonicité aux chairs affaiblies et relachées ; *en lotions*,
pour diminuer les suppurations superficielles du corps et
faire disparaître les affections *squameuses du cuir chevelu*.
D'après cet auteur, de tous les sirops qu'il connaît, il
n'en existe aucun qui diminue les sécrétions, calme les
douleurs des *poumons*, adoucisse la toux comme le sirop

fait avec le myrte. Il faisait un usage heureux des baies
du myrte, pour combattre les *maladies de la vessie*. « Suc-
cus è fructu ejus expressus urinam *movet* atque *vi*, ipse,
ardori tum urinæ tum vesicæ convenit. » Il se servait de
l'huile extraite des baies, en frictions contre les *affections
cutanées*.

Lemery et J. Bergius, vantent les préparations faites
avec le myrte, comme antidiarrhéiques et anticatarrhales.
Ils recommandent spécialement le sirop.

Ferrein, Baumé, Fernel, Geffroy, dans leurs **traités** de
matière médicale, disent que les feuilles et les baies de cet
arbuste, ont des qualités astringentes, toniques, stimu-
lantes, que l'on emploie pour déterger et nettoyer la peau,
pour raffermir les chairs, pour fortifier les fibres, mais
que c'est surtout pour arrêter *toutes sortes de flux*, que leur
efficacité est considérable.

Geffroy cite les diverses préparations renommées faites
à cette époque avec les baies de myrte. Il y avait :

Le sirop de myrte composé de Mésué.

Le sirop roborant de Charras.

Les trochisques de Gordon.

L'onguent styptique de Fernel.

Enfin, *le sirop simple qui entrait dans les pilules astringentes de la pharmacopée de Paris.*

Spielmann (1784), dans son *Traité de Matière médicale*
parle des vertus astringentes, aromatiques, *becchiques,
emmenagogues* et *anticatarrhales* des feuilles et des baies
de myrte.

Carolus Allionius lui accordait les mêmes propriétés
thérapeutiques que les anciens, mais prétendait que sous
forme d'infusions les feuilles de myrte agissaient avec

beaucoup d'énergie pour combattre les *flux de la vulve* et *du vagin*, ainsi que les *gonorrhées rebelles*.

Garidel, dans sa Flore des environs d'Aix, s'est occupé assez longuement de l'emploi du myrte en thérapeutique. Il dit que toutes les préparations en sont souveraines, pour arrêter le *cours du ventre, l'hémorrhagie*, les *flueurs blanches* et *surtout les flux de toute nature*. A son époque on faisait un extrait avec les baies et on l'appelait *Myrtille*. — On préparait également une huile par infusion des baies dans de l'huile d'olive, *Oleum myrtillorum*, qui différait de celle que l'on faisait par la simple infusion des feuilles, et qu'on appelait *Oleum myrti*. L'une et l'autre servaient principalement pour les usages externes, surtout pour fortifier les membres ; on en faisait des onctions **sur** l'estomac pour arrêter les vomissements.

Garidel ajoute qu'on retirait des baies de myrte une huile fort estimée des dames et que préparait ainsi un pharmacien renommé d'Aix. Il prenait une quantité voulue de baies de myrte bien mûres, et un peu désséchées, il les pilait dans un mortier, les plaçait dans un pot de terre bien fermé où il les laissait fermenter, après les avoir préalablement arrosées avec de l'eau-de-vie. Après sept à huit jours de fermentation, il les pressait dans une grosse toile au pressoir, et il en tirait une huile excellente, « Ad vaginæ uterinæ laxitatem emendandam, illiusque fibrarum fractum tonum adstrictione instaurandum, sed *maneat* usus legitimus, facessat hinc libidinosa ganconum salacitas. »

Enfin, les derniers thérapeutistes qui aient insisté sur l'utilité de l'emploi du myrte sont Delioux de Savignac et Demarquay. Ils ont repris les expériences faites par les médecins anciens et sont arrivés à proclamer l'efficacité des préparations à base de myrte, pour suspendre toutes les sécrétions internes et externes, d'une trop grande abondance. Ils ont employé seulement dans leurs formules les feuilles en poudre ou en infusion et le sirop de baies de myrte. Delioux de Savignac, qui n'a fait que signaler la possibilité d'employer l'huile volatile contenue dans les feuilles, a conclu à tort que c'était surtout dans les maladies des voies génito-urinaires qu'elle lui paraissait devoir donner les meilleurs résultats.

De l'emploi des baies de myrte comme condiment et comme aromatique. — *Usage de l'écorce.* — Les anciens assaisonnaient leurs aliments avec les fruits du myrte, qui leur tenaient lieu de poivre, avant que cet aromate ait été apporté de l'Inde. Suivant Pline, le myrte avait donné son nom à un ragoût fameux qu'on appelait *Myrtatum*. Il ajoute que ces mêmes fruits, mêlés dans de la sauce, relèvent la chair de sanglier.

Matthiole parle également d'une sauce que faisaient les dames de son temps « pour manger avec le roti des baies de myrte, lorsqu'elles étaient bien mûres, *laquelle, dit-il, était d'assez bonne garde et d'un haut goût.*

En Provence et en Corse, les merles et les oiseaux de basse-cour, qui mangent des baies de myrte, s'engraissent rapidement et leur chair s'imprègne d'un fumet délicieux.

En Algérie, les Arabes se servent des jeunes rameaux et des baies de myrte pour aromatiser l'eau et empêcher la formation et le développement d'êtres inférieurs, parasites animaux ou végétaux. Ils font également entrer cette plante dans la composition d'une foule de remèdes.

Le myrte est encore utile aux arts et à l'industrie. De temps immémorial, son écorce a servi au tannage des cuirs dans le Levant. C'est principalement dans la Régence de Tunis, que cette industrie est florissante, car c'est surtout de cette partie de l'Afrique, que nous viennent ces beaux cuirs préparés avec l'écorce de myrte et recherchés dans le commerce, sous le nom de *maroquins*.

Dans la Toscane et tout l'Orient, les feuilles, les fleurs et l'écorce du myrte servent encore aujourd'hui au tannage des cuirs.

Dans l'île Minorque, les branches dures et flexibles du myrte sont tortillées deux ou trois ensemble, pour former d'excellentes cordes à puits.

Enfin, au moyen âge on en faisait une eau de toilette fort estimée des dames et connue sous le nom d'eau d'Ange. On lui attribuait la vertu de nettoyer la peau, de la parfumer et de raffermir les chairs.

La parfumerie emploie aujourd'hui l'essence de myrte très-probablement, soit comme agent de falsification, soit de même que l'essence de copahu, comme support de toutes les substances odorantes volatiles.

CHAPITRE III

ANALYSE ÉLÉMENTAIRE ET ACTION PHYSIOLOGIQUE DE L'ESSENCE DE MYRTE.

—

I

Nous regrettons de ne pouvoir donner ici que l'analyse élémentaire de l'essence de myrte, mais M. Cloez, l'éminent chimiste, a bien voulu nous faire espérer qu'il nous en ferait l'analyse complète.

L'essence de myrte ou myrtol est une huile volatile liquide, de couleur très-foncée quand elle est vierge, mais que l'on obtient incolore; odorante, rappelant par son odeur le parfum caractéristique de la plante, mais ayant également une senteur un peu térébenthacée. Sa saveur est chaude, brûlante, un peu âcre, suivie d'une sensation de fraîcheur, surtout marquée lorsqu'on fait des mouvements d'aspiration.

Sa densité est moins grande que celle de l'eau. En effet, mise dans l'eau lentement, elle forme à la surface une large et une unique marque d'essence, compacte, circulaire, baignant les bords du récipient. Le myrtol s'évapore lentement sans se mélanger au liquide sous-jacent et sans s'être dissocié, ce que ne fait pas la térébenthine qui se dissocie rapidement en gouttelettes qui tombent au fond du verre. Le myrtol s'évapore à la température ordinaire; aussi les taches laissées sur le papier disparaissent-elles sans laisser de traces.

Il bout entre 163° et 170°.

Malgré une action prolongée à l'air, l'essence de myrte ne se colore point et ne se résinifie pas, parce qu'elle n'absorbe nullement l'oxygène. Elle diffère ici essentiellement de l'essence de térébenthine qui, exposée à la lumière, acquiert d'abord une consistance sirupeuse et une couleur ambrée.

Elle se dissout dans les huiles grasses ou dans les graisses. Les éthers en dissolvent aussi de fortes proportions.

Elle se dissout très-bien dans l'alcool, ce qui prouve qu'elle contient beaucoup d'oxygène.

A chaud elle dissout le soufre, le phosphore et les résines.

On trouve du tannin en grande quantité dans l'écorce, les fleurs et les feuilles. Il précipite en noir les sels de fer.

D'après Dumas, les feuilles du myrte donnent plus d'huile, quand on les récolte avant la floraison.

On obtient l'essence de myrte ou myrtol, par distillation. *Piesse* dit que 50 kilogrammes de feuilles produisent environ cent cinquante grammes d'essence.

II

Parmi les diverses préparations du myrte, l'essence est le principe actif de la plante qui produit les effets les mieux déterminés, et dont les usages sont les plus faciles. En effet, au moyen des capsules de gélatine, par exemple, on peut administrer, sans incommoder le palais des malades, des quantités plus ou moins grandes du médicament, suivant les indications thérapeutiques.

L'essence de myrte appliquée sur la peau dont l'épithélium est intact, n'agit point en produisant d'irritation, ni d'injection cutanée.

Sur la peau ou les muqueuses dénudées, sur les plaies elle amène à la dose de quelques gouttes une injection légère et une irritation de courte durée; à dose plus élevée elle provoque de l'irritation, de la congestion, sans cependant déterminer une douleur prononcée et un engorgement durable.

Si l'on dépose quelques gouttes d'essence de myrte dans la bouche, il se produit aussitôt une certaine chaleur buccale et stomacale, bientôt suivie d'une hypersécrétion des glandes salivaires et très-probablement d'une hypercrinie des glandes de l'estomac. Alors se montrent des impressions telles que pesanteur à l'estomac, renvois odorants, troubles de la digestion, mais l'habitude s'établit bien vite et très-facilement.

A la dose de quatre à six capsules (elles contiennent chacune 0,15 centigrammes d'essence), le myrtol stimule les fonctions digestives, car presque tous les individus qui en font usage accusent une augmentation d'appétit.

A mesure que l'on augmente les doses d'essence, les phénomènes locaux sur le tube digestif et les manifestations sur le système nerveux en général s'accentuent davantage. Ainsi, à la dose de 14 grammes, on obtient déjà du malaise, de la céphalalgie, un sentiment de fatigue, de prostration. L'haleine a une forte odeur de myrte, les urines augmentent, ont une odeur de violette très-marquée : les malades ont des nausées, de la tympanite, mais je n'ai observé dans aucun cas ni sueurs, ni coliques, ni diarrhée, ni éruptions à la peau, en un mot, aucun accident sérieux ni du côté des voies digestives ni du côté des reins.

Il ne faut pas oublier de dire que l'essence de myrte, prise aux doses ordinaires, semble avoir un effet calmant qui, du système nerveux central, se propage au système périphérique et fait naître un calme général.

L'essence de myrte a plusieurs voies d'élimination : 1° les voies urinaires; 2° les voies respiratoires; 3° très-probablement la peau.

L'absorption se fait d'une façon très-rapide, car l'élimination de la substance commence très-peu de temps après son introduction dans l'économie (de *dix à vingt minutes après*). En effet, les malades qui ont absorbé de l'essence de myrte rendent des urines abondantes et imprégnées d'une odeur de violette plus ou moins accentuée, suivant les individus. Si l'on verse dans cette urine de l'acide nitrique suivant la méthode indiquée par M. le professeur Gubler, c'est-à-dire lentement sur les parois du verre, il se forme dans le fond du récipient un précipité légèrement nuageux, ressemblant un peu au précipité formé par l'albumine, mais qui en diffère essentiellement par sa solubilité dans l'alcool et l'éther. L'action topique et astringente de l'essence de myrte devient également manifeste lorsqu'on l'administre dans les hématuries d'origine rénale ou dans les cystites avec hémorrhagies. Au bout de deux ou trois jours, l'écoulement sanguin est arrêté.

Nous voyons donc combien l'essence de myrte se rapproche par son action physiologique spéciale sur les voies génito-urinaires de celles de l'essence de térébenthine employée dans les mêmes circonstances. On peut donc, d'après ces données, admettre pour ces deux essences le même rôle physiologique sur les reins et penser que ces phénomènes qui consistent en une augmentation de la diurèse aqueuse, avec diminution de la vascularité des glandes uropoïétiques et de la muqueuse des canaux parcourus par l'urine sont la cause de la réduction du flux muqueux ou purulent (Gubler).

La petite quantité de résine retrouvée dans les urines devait nous faire prévoir que le myrtol s'éliminait de préférence par les voies respiratoires. Les résultats que nous avons obtenus dans le traitement des maladies des bronches ont complétement confirmé nos prévisions.

Après l'absorption d'une certaine quantité d'essence, 'haleine devient embaumée. Si l'on administre le myrtol

à trop haute dose dans la période aiguë des maladies inflammatoires des bronches, on voit immédiatement se
produire outre des phénomènes généraux une hypersécrétion locale très-abondante. Aux doses ordinaires où on
l'emploie, on obtient des résultats très-satisfaisants qui se
manifestent par une diminution considérable dans les produits de sécrétion, exhalés à la surface des muqueuses
bronchiques enflammées, et si alors on n'entend plus de
râles dans la poitrine ce n'est point, comme l'a fait très-
judicieusement remarquer M. le professeur Gubler, parce
que l'expectoration est plus facile, mais parce que la matière de l'expectoration fait défaut.

Quant à l'élimination par la peau, elle doit être bien peu
sensible, puisque dans aucun cas, même à doses élevées,
nous n'avons constaté que l'essence de myrte ait déterminé
de ces phénomènes d'irritation qui se traduisent par des
exanthèmes, accusant le plus souvent le passage des prin-
cipes volatils par les organes d'exhalation cutanée.

CHAPITRE IV

THÉRAPEUTIQUE

Si maintenant nous étudions la nature et les effets multiples de l'essence de myrte, nous voyons qu'on peut la
rapprocher de la plupart des balsamiques, mais principalement de l'essence d'eucalyptus, du santal citrin, de la
térébenthine et du goudron. C'est, en effet, un stimulant
topique, anticatarrhal, désinfectant et antiputride.

Ce que nous savons déjà des propriétés physiques de cette essence nous conduit à étudier ses vertus thérapeutiques. Les résultats que l'on peut en tirer sont nombreux, et nous pensons qu'elle doit occuper un rang élevé parmi les agents médicamenteux.

Le myrtol ou essence de myrte est un excellent désinfectant et un antiseptique très-énergique. Il agit ici comme la plupart des essences, entre autres l'essence d'eucalyptus et de térébenthine, en s'opposant au dédoublement des substances organiques fermentescibles et putrescibles par une simple action de présence (Gubler, Delpech). L'essence de myrte doit arrêter par son contact tout travail de fermentation. C'est ce que nous avons observé à l'hôpital Beaujon dans le service de M. le professeur Gubler, et à l'hospice des Incurables, à Ivry, dans le service de M. le Dr Ferrand, chez des malades qui rendaient des urines infectes, exclusivement à cause de la fermentation putride qu'elles subissaient. Au moment de l'émission, ces urines donnaient la plupart du temps une réaction acide, elles ne tardaient point à fermenter et à répandre autour d'elles une odeur fétide. Guidé par les vertus physiologiques de l'essence, nous avons administré deux capsules au moment des repas, et la cause de l'infection s'est trouvée ainsi entièrement supprimée.

Les foyers putrides répandant une odeur infecte sont promptement améliorés par des injections faites avec l'alcoolature de myrte qui contient une certaine quantité d'essence. Je citerai, par exemple, certaines otorrhées odorantes et les lésions externes compliquées de pourriture d'hôpital.

Prise à l'intérieur, l'essence est également un désinfectant des plus efficaces. Dans les bronchites fétides et les gangrènes pulmonaires, elle apporte dès le début des modifications dans la fétidité de l'haleine.

Introduite dans les voies digestives, elle jouit de propriétés parasiticides évidentes. C'est un assez bon vermifuge contre les ascarides lombricoïdes et les oxyures vermiculaires, surtout en lavement. Je me suis rendu compte de ses vertus tœnifuges dans le service de M. Laboulbène, qui a bien voulu me permettre de faire des expériences dans son service à l'hôpital de la Charité, et d'administrer l'essence de myrte, sous forme de capsules ou de potion, pour combattre le tœnia. Un premier malade prit quarante capsules (6 grammes) dans la matinée, vers neuf heures, et rendit *quatre heures après* de nombreux fragments de tœnia, parmi lesquels on ne retrouva point la tête. Le second malade prit 12 *grammes d'essence* dans une potion à la menthe : six heures après, il rendait 0,50 centimètres d'un tœnia médiocannellata dont les anneaux étaient parfaitement intacts : mais il n'y eut jamais avec ces doses d'entozoaire entièrement expulsé.

L'essence de myrte, de même que l'essence de térébenthine, détruit les parasites animaux et végétaux. C'est ce que les anciens savaient très-bien, lorsqu'ils se servaient des diverses préparations de myrte pour combattre ce qu'ils appelaient la gale ou même certains écoulements vaginaux qui contiennent des infusoires. Ils ont tous préconisé l'emploi des feuilles de myrte *en lotions* pour détruire les cryptogames que l'on rencontre dans certaines maladies : par exemple, le *favus*, l'*herpès tonsurant*, l'*herpès circiné* et le *pityriasis*.

Le myrtol ou essence de myrte doit très-certainement

agir de la même manière sur les êtres inférieurs qui habitent les voies digestives et sur les spores d'un certain nombre de ferments, accidentellement introduits et développés dans le tube digestif.

L'essence de myrte doit être regardée comme un hémostatique précieux. Tous les médecins de l'antiquité se sont plu à reconnaître cette propriété à toutes les préparations de myrte. Nous-même nous en signalons l'heureux emploi, principalement dans les affections des reins et de la vessie. Nous avons vu peu d'hémostatiques donner d'aussi rapides résultats dans les différents cas d'hématuries.

Il est probable qu'à l'exemple des anciens qui employaient les fomentations de feuilles de myrte pour combattre l'érysipèle, on pourrait essayer avec succès les applications d'essence pure sur les surfaces enflammées.

Les douleurs névralgiques et articulaires ne sont presque pas modifiées par les frictions faites avec l'essence de myrte.

Comme excitant général, l'essence de myrte peut se rapprocher jusqu'à un certain point de l'huile de cajeput (*Melaleuca minor*), car, à l'intérieur, dans la paralysie et les névroses convulsives, les affections vermineuses, elle nous a donné de bons résultats. Mais l'essence de myrte, aux doses où nous l'avons administrée, ne nous a pas paru agir aussi énergiquement que l'eucalyptol sur les centres nerveux.

Son action sur les affections cutanées squameuses, rebelles, principalement contre le *psoriasis*, est assez marquée. Elle offre même certains avantages sur l'huile de cade, le goudron, en ce qu'elle n'est pas un topique sale et fétide. Après plusieurs frictions faites avec cette essence, la peau se trouve nettoyée et les squames épidermiques tombent.

A l'intérieur, on pourrait l'utiliser très-certainement dans divers cas d'entérites ulcéreuses et d'ulcères de l'estomac.

Agit-il dans les états fébriles graves? Peut-il devenir comme l'essence d'eucalyptus un antipériodique? Nous ne le croyons pas, d'après quelques expériences que nous avons tentées.

Action du myrtol sur les maladies de l'appareil respiratoire. — C'est surtout dans les maladies des voies respiratoires que les bienfaits de l'essence de myrte deviennent vraiment remarquables. C'est un véritable synergique des baumes de Tolu, du Pérou, des bourgeons de sapin, du goudron et de la térébenthine. Son action est non-seulement plus marquée que celle des deux derniers médicaments que je viens d'indiquer, mais a sur eux l'immense avantage d'être mieux supportée par l'estomac et de pouvoir être employée plus tôt sans amener, dès le début du traitement, ces dyspepsies et ces dégoûts inhérents à l'emploi de la plupart des balsamiques. En supposant que l'on ait à faire à un sujet délicat ou à un organisme débilité, il faut considérer comme d'une haute utilité un remède qui joint à une excellente action spécifique de bienfaisantes propriétés stomachiques.

L'essence de myrte ou myrtol ne produit pas les mêmes effets à toutes les périodes des maladies des voies respiratoires. Dans la période aiguë et fébrile d'une bronchite, dans les catarrhes à formes sèches, elle est inutile ou même nuisible. Si l'on veut obtenir de bons résultats, il faut l'administrer pour combattre les affections catarrhales subaiguës ou chroniques, ou bien quand la bronchite a parcouru une partie de son évolution, que la fièvre est tombée et qu'elle est arrivée à la période dite catarrhale : enfin, lorsque l'expectoration est abondante, opaque, ou mucoso-purulente. Dans ce cas, le myrtol a le pouvoir de diminuer considérablement la quantité des crachats et de les rendre moins purulents. Il agit assurément ici sur la muqueuse bronchique de deux façons, d'abord, en stimulant la contractilité des vaisseaux capillaires, ce qui amène une diminution dans l'apport sanguin, puis ensuite assurément en ralentissant la sécrétion colloïde, qui est chargée de fabriquer les cellules épithéliales et les globules de mucus (Gubler). Cette dernière action sur la nature de l'expectoration se montre spécialement lorsqu'il s'agit de la bronchite fétide, de la bronchorrée mucoso-purulente, de l'asthme catarrhal, de la dilatation bronchique partielle ou générale, qui simule le plus souvent une véritable phthisie pulmonaire, à cause de la fonte purulente très-considérable qui semble provenir des poumons eux-mêmes. Quant à l'action sur les capillaires bronchiques, le résultat de leur diminution de calibre est la cause d'une plus grande amplitude dans la respiration. Du reste, tous les individus qui prennent du myrtol s'accordent à reconnaître qu'ils respirent plus facilement. Là ne se borne pas l'action de l'essence de myrte, qui est un astringent aromatique capable de calmer la sensibilité bronchique et d'amener dans l'intensité de la toux un apaisement bienfaisant. Sous son influence, les quintes s'éloignent, deviennent moins pénibles, le malade n'est pas aussi agité et devient plus propre à goûter un repos qui lui est si nécessaire.

Si les doses de myrtol ont été ou trop élevées ou si ce

médicament a été trop tôt administré, c'est-à-dire dans la période aiguë et fébrile, l'élimination de l'essence peut produire une irritation de la muqueuse bronchique et faire naître des phénomènes d'excitation générale et locale, sous le coup desquels la toux augmente et la sécrétion mucoso-purulente devient plus abondante; quelquefois même chez les tuberculeux il peut se déclarer d'inquiétantes hémoptysies.

Nous recommandons spécialement l'emploi de l'essence de myrte pour combattre ces catarrhes intenses qui compliquent si souvent la phthisie pulmonaire et deviennent, pour les malades qui en sont atteints, une nouvelle cause de dépérissement et de marasme. Dans certaines phthisies, où la fonte tuberculeuse et l'état catarrhal des bronches, qui y est presque toujours lié, ne sont pas trop précipités par l'inflammation développée autour des masses tuberculeuses et des cavernes dans lesquelles s'opère lentement un travail inflammatoire sans fièvre hectique, sans douleurs thoraciques, on peut très-heureusement suspendre ou atténuer cette fonte purulente et surtout cet état catarrhal par l'emploi de l'essence de myrte.

Ce n'est évidemment le plus souvent dans cette terrible diathèse qu'un modificateur momentané ; mais cette médication qui peut être longtemps continuée, sans crainte de fatiguer les voies digestives des malades, devra, soutenue par une série et une combinaison de moyens hygiéniques et pharmaceutiques appliqués avec persévérance, devenir un des plus précieux moyens de ralentir les progrès de la dégénération tuberculeuse et, par conséquent, de conserver les forces et de prolonger une existence qui dans ces cas-là est si rapidement compromise.

Dans les diverses affections des voies respiratoires que nous avons énumérées, l'essence de myrte se donne en capsules à la dose de *six* par jour. Chaque capsule contient 0,15 centigr. d'essence.

Comme tous les balsalmiques, elles doivent être prises avant les repas. De cette façon, elles sont non-seulement mieux tolérées, mais elles donnent aux malades de l'appétit et facilitent les digestions.

Dans la pneumonie à son déclin, et principalement dans la gangrène pulmonaire, il vaut mieux se servir du *sirop* et de la *teinture alcoolique* de myrte.

OBSERVATION I. (Personnelle. Service de M. le professeur Gubler). — *Bronchite chronique fétide.*

Le nommé Lesage Cyrille, âgé de cinquante-trois ans, ferblantier, entre le 2 juillet 1877, salle Saint-Louis, lit n° 12, à l'hôpital Beaujon.

Cet homme n'avait eu aucune maladie avant l'année 1870. A cette époque, il a été atteint d'une bronchite qui lui a duré pendant tout l'hiver. Dès que la belle saison fut revenue, il se trouva amélioré. Mais depuis six ans, il est pris chaque hiver d'une recrudescence dans sa maladie. Il n'a jamais fait de traitement sérieux au début. Il y a quinze jours, se trouvant très-souffrant, il s'est décidé à s'appliquer un large vésicatoire au niveau de la fosse sus-épineuse du côté droit et un thapsia en avant du sternum.

A son arrivée dans le service, voici quel était l'état de sa poitrine. Sa respiration était difficile, haletante, des râles muqueux, sibilants étaient disséminés dans toute la hauteur du poumon droit ; à la base du poumon gauche, on entendait des râles sous-crépitants. La toux était quinteuse, fatigante, l'expectoration était surtout très-abondante. Le malade remplissait dans les vingt-quatre heures deux crachoirs d'un liquide muco-purulent, absolument fétide depuis trois semaines seulement. Les nuits étaient sans sommeil, et son corps constamment couvert de sueur. Son haleine avait une odeur fétide.

Tous les soirs le malade avait un mouvement fébrile.

Lorsqu'il fut admis dans le service de M. le professeur Gubler, on lui donna un julep gommeux pour la nuit et de l'eau de Vichy pour mêler à son vin.

Les 8 et 9 juillet, le malade prend HUIT capsules d'essence de myrte.

Dès le troisième jour il respire mieux, tousse moins, l'expectoration diminue, les sueurs sont moins abondantes, et le soulagement qu'il éprouve est si manifeste, qu'il dort bien pendant presque toute la nuit, n'étant plus tourmenté par ses quintes de toux.

Depuis le 10 juillet jusqu'au 13, le malade ne prend plus que *quatre capsules* qui lui sont administrées au moment des deux principaux repas.

Les crachats que rendait le malade au début étaient d'une fétidité telle, que tous ceux qui habitaient la salle s'en trouvaient incommodés. Depuis l'emploi de l'essence de myrte, l'expectoration a une odeur très-supportable. L'haleine perd également beaucoup de sa fétidité.

14 Juillet. — Pendant trois jours, le malade retombe dans son premier état, ses membres inférieurs s'œdématient, ses étouffements reparaissent, et l'expectoration redevient aussi abondante qu'au début.

18 Juillet. — Le quatrième jour, le malade se trouve mieux, il crache moins, tousse peu, et après avoir éprouvé pendant quelques jours cette amélioration, demande à M. le professeur Gubler sa sortie pour revenir dans sa famille.

OBS. II. (Personnelle. Service de M. le professeur Vulpian). — *Phthisie pulmonaire. Catarrhe des bronches.*

Le 12 juillet 1877, est entrée à la Charité, salle Sainte-Magdeleine, n° 22, la nommée Bonnemain, Angèle, âgée de vingt ans, polisseuse en caractères.

Cette jeune fille a eu une fièvre typhoïde à cinq ans, la rougeole à huit ans. Il y a deux ans, elle s'est fait admettre à la Charité dans le service de M. Vulpian, pour s'y faire soigner d'une péritonite. Elle avait également à cette époque une bronchite qui pendant l'hiver précédent avait revêtu une marche et des symptômes inquiétants.

Au mois de février de l'année 1876, la malade fut prise de coliques saturnines : deux mois après, elle entrait de nouveau à la Charité pour une pleurésie ayant son siége dans le côté droit. Elle en sortait au bout de cinq semaines dans un état de fatigue considérable. Du reste, depuis cette dernière maladie, la toux, l'expectoration et le dépérissement ne firent qu'augmenter et, c'est à la suite d'hémoptysies répétées que cette malade se décida à entrer dans le service de M. Vulpian.

Voici l'état de la malade au moment de notre examen :

La toux était très-fréquente, pénible, incommode surtout pendant la nuit, où elle se manifestait par accès. Les crachats étaient jaunâtres, opaques, nageant dans un liquide clair, semblable à une dissolution de gomme arabique. Leur abondance était extrême : ils remplissaient *trois crachoirs.*

La percussion et l'auscultation de la poitrine donnaient des signes très-tranchés : ainsi, en percutant la partie supérieure du thorax au niveau de la région sous-claviculaire et sus-épineuse, du côté droit, on trouvait une matité complète ; du côté gauche, en arrière et en avant il n'y avait qu'un peu de submatité. L'auscultation faisait entendre à droite des craquements humides très-nombreux ; à gauche, il y avait simplement faiblesse du murmure respiratoire.

La malade avait pendant la nuit de la fièvre et des sueurs très-abondantes.

Le traitement suivant fut institué dès les premiers jours : viande crue, vin de quinquina, julep diacodé pour la nuit. On y ajouta six capsules d'essence de myrte à partir du 15 juillet.

22 juillet, — Sept jours après le début de l'administration des capsules d'essence de myrte, l'expectoration avait de beaucoup diminué (la malade ne remplissait plus que deux crachoirs dans les vingt-quatre heures), la toux était devenue plus facile, moins fréquente, surtout pendant la nuit. Les sueurs avaient presque entièrement disparu. La malade supportait bien son médicament. Elle n'eut point d'éruption à la peau, point de coliques ni de diarrhée.

Le treizième jour du traitement, la malade demande à sortir. A ce moment-là, elle ne remplissait plus dans les vingt-quatre heures qu'un *seul crachoir.* L'appétit était revenu et la toux avait presque cessé.

Obs. III. (Personnelle. Service de M. le professeur Vulpian.) — *Rhumatismes articulaires. Insuffisance nitrale. Bronchite chronique.*

Le 25 avril 1877, il est entré à l'hôpital de la Charité, salle Sainte-Magdeleine, lit n° 19, la nommée Gabrielle.

C'est une rhumatisante, née de parents rhumatisants. Elle a déjà eu trois attaques. La dernière manifestation rhumatismale s'est compliquée d'un érysipèle de la face et d'une bronchite. Elle a eu lieu au mois d'avril de l'année 1877. A cette époque, elle fut obligée de se faire admettre à l'hôpital, et elle fut reçue dans le service de M. Vulpian. Voici quel étaitson état à son entrée :

Elle avait des râles sibilants et sonores disséminés dans toute la poitrine ; une grande difficulté dans la respiration, et c'était surtout pendant la nuit que survenait la dyspnée et les étouffements. La toux apparaissait sous forme de quintes longues, pénibles, et se terminait toujours par l'expectoration d'une matière blanchâtre et visqueuse. L'auscultation du cœur montra qu'il y avait à la pointe, et au premier temps, un bruit de souffle rude.

On lui fit alors comme traitement une application de ventouses sèches sur la région précordiale ; on lui administra une potion avec de la digitale ; pour sa toux, on lui donnait un julep diacodé, qu'elle prenait pendant la nuit.

Au bout de quelque temps de ce traitement et sous l'influence bienfaisante du repos qu'elle gardait, son affection cardiaque s'améliora considérablement, mais sa bronchite était toujours intense et la malade passait les nuits sans sommeil.

Dans les premiers jours du mois de juillet, la malade prit quatre capsules d'essence de myrte dans la journée. Elle continua cette dose pendant huit jours, et se trouvant mieux, on lui administra six capsules par jour.

Elle supporta bien l'essence de myrte. Elle éprouva après l'ingestion des premières capsules quelques renvois odorants, mais ce léger inconvénient ne dura pas longtemps. Elle n'eut jamais, du reste, ni coliques, ni éruption à la peau. L'expectoration ne tarda pas à diminuer, la toux devint moins fréquente, plus facile, et les nuits ne furent plus troublées par des accès de suffocation.

Ce que la digitale avait fait pour l'amélioration de son affection cardiaque, l'essence de myrte l'opéra pour ses bronches, qui ne tardèrent pas à se sécher presque entièrement. A cette époque, l'auscultation de la poitrine ne faisait plus entendre ni râles sibilants, ni râles ronflants et, dans tout une journée, la malade ne rendait plus que quelques crachats. Le 24 juillet, la malade entièrement remise quittait le service.

Obs. IV. (Personnelle. Service de M. le professeur Gubler). — *Insuffisance mitrale. Catarrhe bronchique.* .

Arnoux, Jean, âgé de cinquante-quatre ans, employé de commerce, est entré le 21 novembre 1877, salle Saint-Louis, lit n° 2, à l'hôpital Beaujon.

Cet homme avait eu à neuf aus la variole ; à quinze ans, un traumatisme de la jambe droite qui nécessita l'amputation du membre.

En 1870, il commença à s'enrhumer et garda ce début de bronchite pendant tout l'hiver. Il ne fit aucun traitement. Au commencement du printemps, son rhume disparut. Pendant le courant de l'été, le membre qui avait été le siége de l'amputation se couvrit tout à coup de plaques rouges, devint œdémateux et fut le siége de troubles circulatoires évidents. Cette gêne dans la circulation se généralisa bientôt dans tout l'appareil circulatoire, et le malade éprouva des étouffements, des palpitations cardiaques très-violentes qui augmentaient toutes les fois qu'il gravissait des étages.

Pendant la nuit, il était souvent pris d'un sentiment de compression et de resserrement de la poitrine et d'une gêne extrême dans la respiration. Une toux pénible, accompagnée d'une expectoration visqueuse, abondante, terminait ordinairement ces accès. Depuis cette époque, la bronchite ne l'a point quitté. A son entrée à l'hôpital, il y a trois mois, il présentait dans toute la poitrine, outre une sonorité un peu exagérée à la percussion, une grande quantité de râles sibilants et ronflants, ainsi que des râles humides.

L'auscultation du cœur faisait entendre à la pointe et au premier temps un souffle systolique.

La toux était très-pénible et très-fréquente, l'expectoration abondante et blanchâtre. Le malade remplissait dans les vingt-quatre heures environ *un crachoir*.

Dans les premiers jours du mois d'avril, le malade qui n'avai pris comme traitement que des tisanes émollientes et un julep

Linarix.   3 diacodé pour la nuit, fut mis aux capsules d'essence de myrte. Il en prit *six* par jour, trois avant chaque repas. Au bout de *cinq jours*, la toux avait de beaucoup diminué ; il en était de même des crachats, puisqu'ils ne remplissaient plus que la *moitié d'un crachoir*. Le malade n'avait plus d'accès de toux pendant la nuit, plus d'étouffements et dormait bien.

Le 14 mai, c'est-à-dire cinq semaines après le début du traitement, cette bronchite, qui durait depuis plus de sept ans, avait complétement disparu. En effet, le malade ne toussait plus, ne crachait plus et respirait très-bien.

Le 15 mai, il reçut la nouvelle de son acceptation à Bicêtre et quitta le lendemain matin l'hôpital Beaujon dans le meilleur état de santé.

Obs. V. (Personnelle). — *Asthme catarrhal. Accès d'oppression. Palpitations.*

Mme T..., âgée de quarante-huit ans, a été atteinte d'une bronchite aiguë pendant l'hiver de 1871. Depuis cette époque l'état de sa maladie loin de s'améliorer n'a fait au contraire, que s'aggraver. Dès le second hiver, des étouffements s'ajoutèrent à la toux et aux douleurs thoraciques qu'elle ressentait. C'est surtout pendant la nuit que la toux était fatigante. Après chaque accès, il y avait une expectoration glaireuse, abondante. Les étouffements, les palpitations du cœur, éclataient principalement au milieu de la nuit et ne la quittaient que vers le matin. Depuis sept années, cette dame ne pouvait dormir dans la position horizontale : elle était obligée de passer la nuit soit dans un fauteuil, soit sur son lit, le dos appuyé contre des oreillers. Elle ressentait un sentiment de constriction de la poitrine très-douloureux. La percussion de sa poitrine fournissait une sonorité exagérée dans les deux poumons. L'auscultation faisait entendre des râles sibilants et ronflants dans toute la hauteur de la poitrine. Elle n'avait point de fièvre. Son appétit était bien conservé. Pas de maladie de cœur.

Cette dame s'est mise à prendre des capsules d'essence de myrte au commencement du mois de mars de cette année. Elle avalait trois capsules d'essence au moment de ses deux principaux repas. Au bout de quinze jours de ce traitement, il n'y avait plus de râles dans la poitrine, plus d'expectoration, et les étouffements avaient

entièrement disparu. Elle avait supprimé les oreillers qui soute-
naient son dos pendant la nuit et elle pouvait dormir dans la position horizontale. Elle avait, du reste, très-bien supporté l'ingestion de l'essence de myrte, qui, dit-elle, lui donnait plus d'appétit
et augmentait la quantité de ses urines. Elle a encore suivi son
traitement pendant près de trois semaines, et voyant sa santé entiè
rement rétablie elle a cessé toute médication. J'ai revu dernièrement
cette dame qui m'a dit se trouver toujours bien portante et ne
s'être plus ressentie de sa vieille affection.

Obs. VI. (Personnelle. Service de M. le Dr Ferrand). — *Phthisie
pulmonaire. Catarrhe des bronches.*

Le nommé Roussel Edouard, âgé de soixante-trois ans, est
entré le 21 mai 1877, salle Saint-Jean-Baptiste, lit n° 21, à l'hospice des Incurables d'Ivry. Il n'a fait aucune maladie sérieuse
pendant son enfance. Il a exercé la profession de chantre pendant
vingt-sept ans. C'est pendant l'hiver de 1849, il y a par conséquent
dix-neuf ans, qu'il a eu sa première bronchite ; il n'y prit garde et
ne fit aucun traitement. A la belle saison, son rhume avait disparu, et il s'en croyait entièrement débarrassé, lorsque à l'approche
des premiers froids, il fut repris de sa toux et de tous les symptômes de sa bronchite. Dès lors le mal ne fit que croître.

Depuis six ans, des accès d'oppression se joignent à cet état
catarrhal des bronches, et le malade ne peut faire de longues
courses, ni gravir les étages sans s'arrêter à chaque nstant. Il n'est
bien que dans la position horizontale.

État actuel. Ce qui frappe surtout, c'est l'amaigrissement du
malade.

A la percussion, on constate une diminution de la sonorité et de
l'élasticité aux deux sommets en arrière, signes qui sont plus
accentués à droite qu'à gauche. A l'auscultation, on entend des deux
côtés du souffle bronchique, de la bronchophonie plus marquée à
droite qu'à gauche. De plus, à droite dans la fosse sus-épineuse, on
entend dans les efforts de toux des craquements humides. A la
base des deux poumons, on entend des râles ronflants et sibilants.
L'expectoration est très-copieuse ; les crachats sont jaunâtres, purulents, mêlés à des crachats de bronchite, le tout nageant dans une
sérosité abondante (il rend deux crachoirs par vingt-quatre heures).

La toux est très-fréquente, pénible et suivie d'accès d'oppression qui se renouvellent surtout au milieu de la nuit et le matin au réveil du malade. Rien au cœur.

Les urines ont une odeur ammoniacale et laissent déposer au fond du verre à expérience, un dépôt nuageux. L'acide nitrique révèle la présence d'un peu d'albumine.

Traitement. — Le malade a comme traitement un julep diacodé pour la nuit.

Depuis le 25 juin, il prend *six capsules d'essence de myrte.* Trois capsules avant chaque repas.

Dès le quatrième jour du traitement, les quintes de toux s'étaient calmées et les crachats étaient devenus moins abondants. L'oppression avait de beaucoup diminué.

Les urines étaient excrétées en plus grande quantité, de couleur plus claire, et ne répandaient aucune odeur ammoniacale.

Depuis près d'un mois que le malade suit ce traitement, il a plus d'appétit, remplit à peine *un demi-crachoir dans les vingt quatre heures;* l'expectoration est plus claire, la toux presque entièrement disparue; enfin, les nuits sont calmes, et le malade peut dormir toute sa nuit sans être gêné par les étouffements et les accès d'oppression. Il est encore à Ivry, où il continue à prendre des capsules de myrtol.

Action de l'essence de myrte ou myrtol sur les maladies des voies génito-urinaires. — Si nous mettons le myrtol au premier rang parmi les balsamiques, dans la médication des maladies des voies respiratoires, nous avons pu constater par de nombreuses expérimentations qu'il est aussi d'une très-grande utilité dans les maladies des voies urinaires. Il trouve une heureuse application dans les affections inflammatoires aiguës ou chroniques de l'urèthre et principalement de la vessie. Nos études n'ont pu malheureusement nous le faire expérimenter dans certains états pathologiques des reins ou de leurs réservoirs; mais nous pensons, d'après les connaissances que nous avons sur les propriétés thérapeutiques de cette essence, qu'on pourrait

en faire un usage utile dans les pyélites et les pyéloné-
phrites.

Contrairement à ce que nous avons remarqué pour l'emploi du myrte dans la période aiguë des affections des
bronches, nous devons dire avec quel profit nous nous en
sommes servi dans la période aiguë de la cystite, surtout
lorsqu'elle est accompagnée d'*hématuries*. Dans ces cas,
l'essence de myrte produit des résultats merveilleux par la
rapidité avec laquelle une quantité en somme minime de
ce médicament tarit l'écoulement sanguin. Nos observations en fournissent des preuves non douteuses et l'on voit
que cette essence a agi non-seulement comme un hémostatique énergique, mais aussi comme un *antalgique* cons-
tant. Le produit de la sécrétion purulente a été également
promptement modifié dans sa qualité et dans sa quantité.

Nous voyons donc que l'essence de myrte, administrée
dans les cas d'uréthrite, calme, dans les quatre ou cinq
premiers jours, la douleur qui existe pendant la miction,
au moment où l'urine traverse les surfaces enflammées de
l'urèthre, qu'elle rend le produit de sécrétion moins abondant et surtout beaucoup plus clair. L'écoulement qui, au
début était verdâtre, épais, se réduit bientôt à un suinte-
ment séro-purulent de couleur blanchâtre. Il faut pour
tarir la sécrétion de vingt à vingt-cinq jours.

Les cystites aiguës sont très-vite guéries par le myrtol
qui, au bout de deux à trois jours, a fait entièrement disparaître les *hémorrhagies* et les *douleurs*.

Les produits de sécrétion sont promptement modifiés
au bout du premier septénaire, et la maladie est toujours
guérie de douze à quinze jours après le début du traitement.

Quant aux catarrhes chroniques, leur guérison est longue, mais ils sont parfaitement amendés par l'essence de myrte. Les urines qui étaient épaisses, troubles, d'une odeur fétide au moment de l'émission, ou subissant très-facilement la fermentation ammoniacale après la miction, deviennent plus claires et le dépôt purulent diminue de jour en jour. L'odeur de violette très-prononcée que l'essence de myrte donne aux urines, *couvre* l'odeur fétide qu'elles répandaient, empêche, grâce à ses propriétés antiputrides et désinfectantes, le liquide excrété de subir la fermentation ammoniacale.

On voit donc que l'essence de myrte ou myrtol, agit, comme les composés balsamiques : elle modifie, en effet, en les diminuant et en réformant leur caractère pathologique, les sécrétions de la muqueuse vésicale. Mais si son action est plus lente, que le copahu, pour tarir les produits inflammatoires exhalés à la surface des muqueuses des voies urinaires, il ne faut pas oublier que donnée aux doses ordinaires où l'on administre le copahu, elle a infiniment plus d'action que ce balsamique pour arrêter les *hémorrhagies* qui se produisent à la surface de la muqueuse vésicale et que son avantage incontestable est d'être toujours bien supporté par les malades, qui ont même déjà subi un long traitement par le copahu ou le cubèbe. Elle se rapproche par conséquent par son action spéciale sur la muqueuse des voies urinaires, du santal citrin. Combien il en est autrement pour les autres balsamiques, et quel résultat désastreux leur usage trop prolongé peut amener sur des estomacs déjà ou facilement irritables ou malades, et qui ne tardent pas à devenir le siége de dyspepsies et même de gastrites, d'une curation longue et difficile. Qui ne connaît les effets produits par le copahu pris à doses trop élevées ou trop longtemps prolongées ? Les malades qui en font usage ont une « haleine plus redoutée par celui qui l'exhale que par celui qui la flaire » a dit avec esprit M. le professeur Gubler ; ils pâlissent, ils maigrissent, deviennent tristes, hypocondriaques, spermatorrhéiques et gardent toujours longtemps des traces de cette fâcheuse médication. Si nous insistons autant sur le danger de l'emploi trop longtemps prolongé de la plupart des balsamiques, c'est qu'actuellement tous les spécialistes des maladies des voies urinaires sont d'accord pour reconnaître à ce traitement, mal dirigé, de très-graves inconvénients. Il serait, en effet, facile d'établir une intéressante statistique pour montrer combien est relativemeut considérable le nombre des suicides amenés non-seulement à cause de la nullité des résultats obtenus après une longue cure par les balsamiques, mais aussi par l'aggravation d'une affection déjà existante ou surtout par la production de maladies telles que l'hypocondrie, la manie, chemin fatal qui conduit au suicide.

Obs. VII. *Blennorrhagie aiguë. — Balano-posthite. Œdème du fourreau. Lymphite.* — (Service de M. Mauriac de l'hôpital du Midi.)

Le nommé Lefèbre (Henri), âgé de vingt et un ans, polisseur, est entré le 1er juin 1877, salle 6 n° 32, à l'hôpital du Midi, dans le service de M. le Dr Mauriac.

A son entrée à l'hôpital, il y avait déjà un mois et demi qu'il était atteint de blennorrhagie. Comme traitement, il s'était contenté de prendre de la tisane de chiendent et de graine de lin.

Le 26 mai, c'est-à-dire quatre jours avant sa réception à l'hospice, la blennorrhagie se compliqua de balano-posthite, d'œdème du fourreau et de lymphite. C'est dans cet état qu'il se présenta à

l'examen de M. Mauriac le 1er juin. On le mit au traitement antiphlogistique et on lui appliqua des cataplasmes sur les organes
génitaux. Trois semaines environ après le début de ce traitement,
on lui fit l'opération du *phimosis*. La tisane de chiendent fut supprimée par le malade sans l'autorisation du chef de service ; l'é-
coulement, du reste, avait beaucoup diminué, mais des douleurs
dans la région hypogastrique et de fréquentes envies d'uriner com-
mencèrent bientôt à se faire sentir. A la fin de chaque miction, du
sang pur se montra en assez grande quantité.

L'hématurie dura pendant dix jours, puis disparut, laissant à sa
place des dépôts muco-purulents assez abondants.

Pendant un mois on combattit cette cystite par les capsules
d'essence de térébenthine, et cela sans aucun succès.

Le 23 juillet, jour où je le vis pour la première fois, je le trouvai dans l'état suivant : Il avait du ténesme vésical, des douleurs
dans la région hypogastrique et dans les jambes. L'urine était
très-abondante, d'une couleur pâle : on remarquait au fond du
vase d'abondants flocons muco-purulents qui formaient par le
repos une couche blanchâtre.

23 juillet. — On supprima les capsules de térébenthine et on
lui administra six capsules d'essence de myrte dans le courant de
la journée.

24 juillet. — Le 24 juillet il y avait peu de changements dans
l'état du malade.

25 juillet. — Diminution des douleurs, mais toujours même
quantité de dépôts.

26 juillet. — Disparition des douleurs. Même dépôt.

27 juillet. — Même état. Le malade demande à sortir.

Obs. VIII. *Blennorrhagie aiguë. Bubon dans l'aîne gauche.* —
(Personnelle. Service de M. le docteur Mauriac.)

Le nommé Doby (Émile), âgé de vingt-quatre ans, garçon de res-
taurant, est entré le 6 juillet 1877, salle 6, lit no 26, dans le service de M. Mauriac, à l'hôpital du Midi.

Cet homme avait une blennorrhagie datant de cinq semaines. I
n'avait pris chez lui que de la tisane de chiendent. Il lui survint un
bubon dans le pli de l'aîne du côté gauche. On lui fit une incision
et on appliqua des cataplasmes sur la plaie.

8 juillet. — Il fut remis à la tisane de chiendent. L'écoulement devint alors très-abondant, et présenta les caractères muco-purulents.

19 juillet. — On cesse le traitement antiphlogistique et on lui prescrit six capsules d'essence de myrte.

20 juillet. — Pas d'amélioration ; le malade rend seulement une plus grande quantité d'urines ; il a du reste bien supporté l'essence de myrte.

21 juillet. — L'écoulement a un peu diminué.

22 juillet. — La sécrétion uréthrale est notablement amoindrie et présente une fluidité plus grande.

23 juillet. — Même état que la veille. Le liquide qui s'écoule est blanchâtre et très-clair.

24, 25, 26, 27 juillet. — L'amélioration s'accentue, à peine si en pressant le canal de l'urèthre l'on parvient, le matin, à faire sourdre une gouttelette d'un liquide fluide et blanchâtre.

30 juillet. — Le malade est jugé guéri par M. Mauriac, qui lui signe sa feuille de sortie.

OBS. IX *Blennorrhagie aiguë*. — (Personnelle. Service de
M. Mauriac.)

Le nommé Barbier (Victor), âgé de vingt-neuf ans, est entré le 10 juillet 1877, à l'hôpital du Midi pour s'y faire soigner d'une blennorrhagie qu'il avait contractée deux mois auparavant. Dès le début de sa maladie, cet homme avait pris des tisanes de chiendent et de graines de lin, puis des capsules d'essence de térébenthine. Sous l'influence de ce traitement l'écoulement avait très-sensiblement diminué, de telle façon qu'au bout d'un mois il n'avait plus qu'une goutte de muco-pus à l'orifice extérieur du méat, lorsqu'il pressait son canal de l'urèthre d'arrière en avant.

Persuadé qu'il était guéri, il eut des rapports avec une femme. Quatre jours après, la blennorrhagie repassait à l'état aigu et le forçait à se faire admettre à l'hôpital.

10 juillet. — L'écoulement est peu abondant, mais le malade éprouve de vives douleurs pendant la miction. On lui prescrit un traitement antiphlogistique, les douleurs diminuent, mais l'écoulement devient plus abondant.

16 juillet. — Le malade prend neuf capsules d'essence de myrte en trois fois dans la journée : il les digère bien.

18 juillet. — Ses urines sont plus abondantes que d'habitude.

23 juillet. — L'écoulement est devenu plus clair et a beaucoup diminué.

27 juillet. — Le canal uréthral n'offre plus qu'un peu d'humidité. M. Mauriac signe la feuille de sortie.

Obs. X. *Blennorrhée. Balano-posthite. Cystite aiguë.* — (Personnelle. Service de M. Mauriac.)

Boyer, (Auguste), âgé de dix-neuf ans, ébéniste, entre à l'hôpital pour une blennorrhagie, compliquée de balano-posthite et de cystite.

La blennorrhagie remonte à quinze jours ; la balano-posthite et la cystite à cinq jours.

L'écoulement est peu abondant au moment de son entrée dans le service de M. Mauriac ; ce qui domine surtout ce sont les symptômes de cystite se manifestant par de fréquentes envies d'uriner, des douleurs hypogastriques et un écoulement sanguin à la fin de la miction.

On lui prescrit contre sa balano-posthite des injections au nitrate d'argent, entre le prépuce et le gland, et des pansements avec du vin aromatique : contre sa cystite, on lui fait prendre des bains et de la tisane de chiendent.

21 juillet. Le malade éprouve encore du ténesme vésical et de vives douleurs pendant l'émission de l'urine ; l'hématurie est aussi abondante à la fin de la miction, et l'écoulement muco-purulent est plus considérable par le canal de l'urèthre. On lui prescrit six capsules d'essence de myrte.

23 juillet. Les douleurs sont à peu près les mêmes ainsi que l'écoulement ; mais le 25 juillet le malade souffre beaucoup moins ; il urine plus facilement et surtout plus abondamment ; enfin il ne rend presque pas de sang à la fin de la miction.

27 juillet. — Les douleurs ont entièrement disparu : il n'y a plus de sang dans les urines ; l'écoulement blennorrhagique a sensiblement diminué : il est devenu moins consistant et plus blanc.

Le malade profite de cette amélioration pour demander à sortir.

Obs. XI. (Personnelle. Service de M. Mauriac.)

Coutufier (Franços), âgé de vingt et un ans, boucher, est entré à l'hôpital du Midi le 20 juillet pour une blennorrhagie datant d'un mois. Il avait pris des capsules d'essence de térébenthine et s'était donné des injections astringentes, avant de demander son admission dans le service de M. Mauriac. Ce traitement lui avait fort mal réussi, du reste, il prenait dix-huit capsules par jour. Sous l'influence de cette médication il lui survint des douleurs dans la région hypogastrique du ténesme vésical, et il rendit même à cette époque quelques gouttes de sang à la fin de la miction.

C'est dans cet état que je le trouvai le 21 juillet. On lui prescrivit immédiatement le traitement antiphlogistique, qu'il suivit jusqu'au 24. A ce moment on lui administra six capsules d'essence de myrte, à prendre en deux fois dans la journée.

26 juillet. — Diminution de l'écoulement.

27 juillet. — Même état : coloration blanchâtre du muco-pus.

30 juillet. — Le malade éprouve des coliques, une constipation opiniâtre ; on lui prescrit pour le lendemain matin deux verres d'eau de sedlitz.

1er août. — Les douleurs pendant l'émission de l'urine ont absolument disparu. L'écoulement est à peine marqué, ce n'est plus qu'un liquide blanchâtre, très-clair.

3 août. — L'état du malade est le même, il demande à sortir.

Obs. XII. *Blennorrhagie suraiguë. — Cystite aiguë. Hématurie. —* (Personnelle. Service de M. Gubler.)

La nommée Françoise B... âgée de vingt-huit ans, blanchisseuse, est entrée le 6 mars 1878, salle Sainte-Marthe, lit n° 14.

Cette femme n'a jamais eu de maladies sérieuses dans son enfance : elle est très-nerveuse et dit avoir quelquefois des attaques de nerfs.

Vers le 1er mars elle a remarqué qu'en urinant elle éprouvait une cuisson douloureuse et qu'elle rendait du sang à la fin de la miction. Elle ressentait de plus à l'hypogastre une douleur profonde, s'irradiant vers les cuisses. Les envies d'uriner se renouvelaient toutes les cinq minutes avec des sensations de brûlures. Elle avait en outre de l'inappétence et une fièvre assez forte.

A son entrée dans le service de M. le professeur Gubler, elle fut mise au traitement antiphlogistique.

10 mars. — Au bout de quatre jours, ne se trouvant pas soulagée, on lui ordonna de prendre six capsules d'essence de myrte.

11 mars. — Rien de particulier à noter.

12 Mars. — Les douleurs ont sensiblement diminué pendant la miction : les urines ne contiennent plus que des traces de sang.

13, 14 mars. — Il n'y a plus de souffrance pendant l'émission de l'urine et le fond du verre contenant les urines ne laisse plus constater la présence d'un seul globule sanguin. Il y avait encore des globules muco-purulents par la réaction au moyen de l'ammoniaque. La malade qui urinait à chaque instant peut maintenant garder facilement ses urines pendant deux heures.

Cette amélioration persiste et chaque matin l'analyse des urines me fait constater la présence de quelques globules de pus, jusqu'au 26 mars où la réaction par l'ammoniaque ne donne plus rien.

27 mars. — La malade demande à sortir et peut garder, au moment de sa sortie, son urine pendant quatre heures. M. Gubler signe sa feuille de sortie à la visite du 27 mars. La malade et sortie guérie.

OBS. XIII. *Blennorrhagie.—Cystite aiguë.—Tænia.* — (Personnelle. Service de M. Gubler.)

Le nommé Hamed Ben Ouersed, âgé de vingt-six ans, employé au hammam, est entré le 9 juillet 1875, salle Saint-Louis, lit n° 17.

Cet homme était atteint d'une blennorrhagie datant déjà de quarante jours et d'une cystite dont le début paraissait n'être que de dix jours. C'est pour cette dernière affection qu'il avait demandé son admission à l'hôpital.

Voici quels étaient les symptômes que présentait ce malade. Il accusait une vive douleur au bas ventre, éprouvait des besoins fréquents d'uriner et excrétait après des efforts douloureux, quelques cuillerées à peine d'une urine rouge, brûlante et trouble.

10 juillet. — Le malade est mis au traitement antiphlogistique. Bains, tisane de chiendent. Puis on lui donne également six capsules d'essence de myrte à prendre en trois fois dans le courant de la journée.

11 juillet. — Le nombre des capsules est porté de six à neuf.

12 juillet. — Le malade éprouve déjà moins de douleurs, urine moins souvent et surtout avec plus d'abondance.

13 juillet. — Il prend ses trois premières capsules le matin au moment de son premier repas. A neuf heures, en allant à la garde-robe, il s'aperçoit qu'il avait rendu quelque chose de blanchâtre, de pelotonnée, enfin, qui avait tout à fait l'aspect de vers. Ces matières furent examinées dans le service, et l'on constata qu'elles rovenaient de fragments de tœnia.

Sous l'influence des neuf capsules d'essence de myrte, la blennorrhagie, qui ne présentait qu'un écoulement insignifiant, redevient plus marquée, et la matière, qui s'écoule par le canal uréthral prend une coloration verdâtre. On diminue alors la quantité de capsules. On ne lui en fait plus prendre que quatre par jour.

15 juillet. — Il y a un peu d'amélioration.

17 juillet. — L'écoulement a perdu sa couleur verdâtre pour prendre une coloration blanchâtre. Sa consistance est moindre.

Cet état se continue pendant plusieurs jours, au bout desquels Hamed, pris de nostalgie, demande à sortir pour aller respirer l'air natal

Obs. XIV. *Paraplégie.* (Personnelle. Service de M. le professeu Gubler). — *Cystite chronique.* — *Hystérie.*

Rivière Maria, âgée de vingt-neuf ans, est entrée le 29 décembre 1877, salle Sainte-Marthe, lit n° 3, à l'hôpital Beaujon.

Cette femme avait une paraplégie et une cystite dont le début paraissait remonter à deux mois. Voici quelle avait été la marche de sa maladie.

Vers le commencement du mois d'octobre 1877, elle avai éprouvé des fourmillements dans les jambes et dans la région plantaire, puis des douleurs qu'elle compare à des brûlures. A partir de cette époque, ses membres inférieurs eurent de la peine à la supporter, et cette faiblesse devint si marquée que, plus d'une fois, dans la rue, ses jambes fléchirent subitement et qu'elle tomba à genoux. Ce ne furent point là les seuls phénomènes éprouvés par la malade : de temps en temps elle avait des accès d'hystérie, très-nets ; en effet, elle raconte qu'elle avait des convulsions, perdait connaissance et qu'entre les attaques elle avait la sensation d'une boule qui, partant du bas-ventre, remontait vers la gorge et y déterminait un sentiment de constriction.

Le 1er décembre, il fut impossible à la malade de marcher et même de se tenir debout : elle dût s'aliter. Sa jambe droite était complétement inerte, et contracturée par instants, la pallesthésie persistait : la jambe gauche était moins paralysée, la malade pouvait la remuer légèrement et même exécuter un certain mouvement de flexion. La sensibilité était diminuée dans le bras gauche. On la pinçait sans qu'elle perçût la moindre sensation. Cependant, en lui faisant une injection de morphine, elle prétendait qu'on la piquait très-fort.

Le 3 janvier 1878, elle se plaignit que sa vessie ne se vidait qu'imparfaitement, et on dut la sonder matin et soir. En retirant l'instrument de la cavité vésicale, il était toujours noir ; de plus l'urine avait de la peine à sortir par la sonde qui était souvent bouchée par des grumeaux de pus.

Le 6 janvier, des douleurs lancinantes se firent sentir dans la région abdominale ; les urines devinrent infectes et laissèrent déposer une notable quantité de matières purulentes.

Le 12 janvier, des injections au chloral furent faites dans la vessie ; on fit la même opération les jours suivants, sans amener le moindre résultat satisfaisant. L'intensité des douleurs ne diminua pas ; les qualités des urines demeurèrent les mêmes, c'est-à-dire grisâtres, épaisses et d'une odeur repoussante.

La malade urinait continuellement sous elle.

Jusqu'au commencement de février, elle n'avait eu comme traitement de sa cystite, que des injections au chloral. A partir du 9 février, on lui donna six capsules d'essence de myrte à prendre dans le courant de la journée. Dès le lendemain, les urines ne répandent plus de mauvaise odeur, mais elles demeurent troubles et très-purulentes.

Le 12 février, la malade prend neuf capsules ; deux jours après elle ne ressentait plus de douleurs dans la vessie, ses urines étaient devenues plus claires, et, chose digne d'attention, elle pouvait rester une demi-heure sans uriner. Ce traitement fut continué sans interruption jusqu'au 10 mars. La malade avait assez bien supporté l'essence de myrte : ce n'est que lorsqu'elle augmenta la dose, qu'elle eut pendant deux jours des renvois sentant la peinture. Elle n'éprouva jamais ni coliques, ni diarrhées ; on ne constata point sur aucune partie de son corps de trace d'éruptions.

Le 11, 12 mars, n'ayant fait aucun traitement, les urines devinrent troubles et d'une odeur fétide.

Le 13 mars, elle reprend six capsules seulement, et ses urines, examinées à la visite du 14 mars, sont assez claires et l'ammoniaque ne dénote que la présence d'une petite quantité de pus.

Jusqu'au 17 mai la malade n'oublia pas un seul jour de prendre ses capsules d'essence. Aussi à cette époque elle pouvait garder ses urines pendant trois quarts d'heure : sa paralysie avait diminué ; la sensibilité, qui au début avait été en partie anéantie, revenait peu à peu, et la malade, qui maintenant pouvait se tenir debout, essayait chaque jour ses forces en marchant le long de son lit. Du reste, pendant toute la durée de l'emploi de l'essence de myrte, la malade prétend avoir été plus calme et n'avoir éprouvé aucun phénomène dû au nervosisme.

Cet état, chaque jour plus satisfaisant, lui a permis de suspendre tout traitement depuis la fin du mois de mai. Malgré cela les urines sont très-claires et ne répandent aucune odeur désagréable, l'ammoniaque ne dénote plus la présence de noyaux purulents.

Obs. XV. (Personnelle; service de M. le professeur Gubler.) — *Blennhoragie suraiguë. — Cystite aiguë. — Hématurie.*

La nommée Françoise M..., âgée de vingt-huit ans, blanchisseuse, est entrée le 6 mars, salle Sainte-Marthe, lit n° 14, à l'hôpital Beaujon.

Cette femme, qui est d'une bonne constitution, raconte qu'elle est très-nerveuse et que souvent elle a eu des attaques de nerfs.

Vers le 1er mars, elle a remarqué que chaque fois qu'elle urinait, elle ressentait une cuisson douloureuse et rendait à la fin de la miction une certaine quantité de sang. Elle éprouvait en outre, à l'hypogastre, une douleur profonde, s'irradiant vers les cuisses. La miction qui était très-pénible se renouvelait toutes les cinq minutes, avec des sensations de brûlures intolérables. Elle était sans appétit et avait une fièvre assez forte.

Le 10 mars, la malade n'ayant obtenu aucune amélioration du traitement antiphlogistique qui lui avait été appliqué, fut mise aux capsules d'essence de myrte. Elle en prenait neuf dans le courant de la journée.

Deux jours après le début de ce traitement la malade ressentait moins de douleurs en urinant ; ses urines étaient devenues plus abondantes et ne renfermaient plus que des traces de sang ; le qua-

trième jour il n'y avait plus un globule sanguin au fond du vase
et la miction s'opérait sans la plus petite souffrance. L'ammoniaque
recélait encore la présence des globules de pus. La malade qui au
début du mal urinait continuellement, pût, le 20 mars, garder
ses urines deux heures.

Le 26 mars, M. le professeur Gubler signe la feuille de sortie
de la malade. J'examine les urines et je ne trouve pas de traces
sensibles de pus.

OBS. XVI. (Personnelle. Service de M. le professeur Lefort.) —
*Kyste hydatique du foie suppuré. — Cystite purulente. — Hima-
turie.*

Mme B... lingère, couchée au n° 34 de la salle ..... est entrée
le 27 juin 1876, dans le service de M. le professeur Lefort, pour
y être soignée d'un kyste hydatique du foie suppuré : elle éprouvait également des douleurs dans la région hypogastrique, une
pesanteur au périnée et de fréquents besoins d'uriner. Ses urines
étaient troubles, d'une odeur fétide et laissaient au fond du vase
un épais dépôt de matières purulentes.

La malade croyant que cet état était une conséquence de sa maladie de foie, n'en parla point à M. Lefort.

Pendant près de dix mois, les urines continuèrent à être plus ou
moins troubles. Enfin dans les premiers jours du mois d'avril de
cette année, la malade fut prise de douleurs vives au bas-ventre, de
pesanteur vers l'anus et au périnée. Aux symptômes précédents se
joignait un état de malaise, des frissons irréguliers et de fréquentes
envies d'uriner : à chaque miction elle remarqua qu'elle rendait
une assez grande quantité de sang. Cet état dura cinq jours sans
que la malade en ait parlé à personne. Puis voyant qu'elle rendait
toujours autant de sang dans ses urines, elle se décida à éveiller
l'attention de M. le professeur Lefort sur son état. L'examen des
urines me fournit les renseignements suivants : le liquide excrété
était rouge et laissait déposer, au fond du verre à expérience, une
certaine quantité de globules sanguins, mêlés à des leucocytes. On
pouvait facilement constater la présence des premiers au moyen
du microscope et l'existence des globules purulents devenait manifeste par l'emploi de l'ammoniaque.

Le 10 avril, la malade commença son traitement par les capsules d'essence de myrte. Elle prenait quatre capsules d'essence dans la journée. J'examinai de nouveau, ce jour-là, les urines, et je les trouvai renfermant toujours une notable quantité de globules sanguins et de leucocytes.

La malade avait pris cinq capsules d'essence, que déjà les urines avaient une teinte rosée. Deux jours après, il n'y avait plus trace de globules sanguins au fond du verre à expérience, et les urines étaient claires, ne laissant qu'un dépôt formé surtout par un produit de desquamation épithéliale. L'ammoniaque révélait également la présence d'un peu de pus, en donnant lieu par son mélange intime avec l'urine, à un liquide légèrement visqueux.

A partir du jour de la disparition de la présence du sang dans les urines, la malade n'a plus éprouvé aucun malaise.

Je dois dire que cette malade a bien supporté l'essence de myrte et que même elle prétendait mieux digérer depuis qu'elle en faisait usage. Ceci est d'autant moins étonnant que cette dame est atteinte depuis longtemps d'un peu de dyspepsie et que les balsamiques sont souvent d'un grand secours contre les dyspepsies rebelles.

Son état est toujours excellent et la dernière analyse que j'ai faite de ses urines, m'a prouvé qu'elles ne contenaient plus de trace de pus.

Cette malade est toujours dans le service de M. Lefort.

Obs. XVII. (Personnelle. Service de M. le professeur Depaul).
Cystite aiguë prématurée.

La nommée Chouestre, Henriette, fleuriste, d'une bonne constitution, est entrée, le 2 juillet 1877, à l'hôpital des Cliniques, salle d'accouchements, n° 4.

Pendant les derniers temps de sa grossesse, elle a eu les membres inférieurs et les parties génitales infiltrées.

Les premières douleurs ont apparu dans la journée du 17 juillet. Les membranes se sont rompues le même jour à 10 heures du matin. La dilatation n'a été complète qu'à 5 heures de l'après-midi, le même jour. L'accouchement s'est terminé le 27 juillet à 6 heures 45 minutes du soir, la tête étant longtemps restée engagée dans le petit bassin. C'était une présentation du sommet en occipito-iliaque gauche antérieure. La délivrance a été naturelle.

L'enfant, de sexe masculin, pesait 3730 grammes. La malade,

dès le second jour de son accouchement, ressentit une sensation de cuisson chaque fois qu'elle urinait. Cet état ne fit que s'aggraver et la miction devint très-douloureuse et très-fréquente. L'urine était mélangée de sang et de muco-pus. Elle laissait déposer au fond du verre dans lequel on la recevait, une couche jaunatre et au-dessus de celle-ci une autre couche d'un rouge sombre, que le microscope faisait reconnaître pour être un amas de globules sanguins, tandis que la première était composée de leucocytes.

La malade avait des frissons, du malaise et le soir une température de 39° 1.

On donna alors à la malade six capsules d'essence de myrte. C'était le troisième jour du début de la cystite.

Ces premières capsules furent mal supportées : la malade se plaignait d'avoir des renvois sentant la peinture. Mais dès le lendemain elle n'éprouva aucun désagrément après les avoir prises. Elle urina beaucoup.

30 juillet soir : TS. 38°, 4. Les urines renferment du sang.

31 juillet : Il n'y a plus de sang. Même quantité de globules purulents que la veille. Plus de douleurs pendant la miction. T. 37° 7.

1er août : Même aspect des urines. La miction a lieu moins souvent.

2 août. La quantité de pus a un peu diminué.

Du 3 août au 7, l'amélioration s'accentue journellement : les urines deviennent plus claires ; la malade les garde facilement quatre heures.

Du 7 au 12 août, jour du départ de la malade, les urines se sont complétement éclaircies : tous les phénomènes morbides ont disparu et l'ammoniaque ne révèle plus la trace du pus dans les urines.

Le 12 juillet, la malade sort guérie de sa cystite.

Obs. XVIII (recueillie à la clinique des voies urinaires du Dr Mallez). *Prostatite subaiguë. — Blennorrhée. — Elongation préputiale.*

Machaudaud, âgé de trente-cinq ans, chauffeur, est venu le 3 février 1877 à la clinique du docteur Mallez.

3 février. — Ce malade se présentait avec un écoulement blennorrhagique qui datait de quelques jours seulement. Le touche rectal qui fut pratiqué immédiatement fit constater que cet homme

avait une prostate volumineuse, dure, très-sensible, signes qui indiquaient un état inflammatoire évident. Le malade ressentait de temps à autre et sans cause une douleur qui occupait la partie centrale du périnée et la concavité du sacrum. Il était très-constipé et urinait très-difficilement.

Traitement. — Huit capsules d'essence de myrte par jour.= pastilles de tamar indien contre la constipation et des lotions phéniquées pour la verge.

11 février. — C'est-à-dire huit jours après, le malade revint à la clinique en disant que depuis quatre jours il ne ressentait plus aucune douleur. L'écoulement n'avait pas diminué.

Même traitement.

17 février. — Écoulement bien diminué, c'est à peine si en pressant l'urèthre d'arrière en avant, on fait sourdre une gouttelette d'un liquide clair et blanchâtre. Nous ferons remarquer que dans ce cas l'élongation préputiale était une complication.

L'individu n'est plus revenu.

OBS. XIX (recueillie à la clinique du Dr Mallez).
Blennorrhée. — Prostato-cystite.

Le nommé Périnet, âgé de cinquante-trois ans, s'est présenté le 18 avril à la clinique des maladies des voies urinaires avec une blennorrhée et une prostato-cystite. Il se plaignait, en outre, d'une dyspepsie consécutive à l'abus et à l'administration trop prolongée des balsamiques.

Il y a environ cinq ans, ce malade a été, en effet, atteint d'une blennorrhagie pour laquelle il a pris des doses élevées de copahu sans pouvoir obtenir sa guérison, puisqu'il a conservé depuis cette époque un léger écoulement et la plus grande difficulté dans les digestions.

Traitement. — Poudre absorbante. Six capsules d'essence de myrte. Eau de goudron aux repas.

25 avril. — Le malade a bien supporté l'usage du myrtol : sa dyspepsie ne se trouve pas augmentée, mais il n'y a encore rien de bien marqué du côté de l'écoulement.

29 avril. — Diminution de la sécrétion mucoso-purulente, qui est également devenue plus claire.

2 mai. — Le malade digère beaucoup mieux. Plus d'écoulement

dans la journée. Humidité très-peu sensible du canal le matin à son réveil avant la première miction.

15 mai. — Plus de difficulté dans les digestions, et surtout sécheresse complète du canal de l'urèthre.

Obs. XX. (Recueillie à la clinique du Dr Mallez. — *Blennorrhagie suraiguë.*

20 juillet. — Briot Joseph, 33 ans, typographe, se présentait le 20 juillet 1877, avec une blennorrhagie qui paraissait avoir été contractée à la suite d'excès de coït.

Un an auparavant ce malade avait eu une blennorrhagie qui avait résisté au traitement par le copahu et le cubèbe et qui lui avait laissé une dyspepsie.

Dès le début de cette seconde inflammation du canal de l'urèthre, il avait ressenti une cuisson vive et brûlante en urinant, puis il avait vu apparaître à l'extrémité de la verge un pus, épais et verdâtre.

Traitement : Tisane de buchu et six capsules d'essence de myrte.

3 août. Le malade revient et déclare que dès le cinquième jour du traitement il n'avait plus éprouvé de douleurs pendant la miction. Du reste, nous l'examinons et nous remarquons que l'écoulement, bien que toujours aussi abondant, est devenu moins consistant. La dyspepsie semble s'être améliorée car le malade digère très-bien depuis le début du traitement par l'essence de myrte.

On ajoute au traitement des injections au bismuth.

11 août. L'écoulement a complétement cessé.

Nous ferons remarquer que pour avoir eté recueillies dans une clinique externe, où l'on ne peut avoir aucune action sur la direction du régime des malades, ces trois dernières observations n'en sont que plus concluantes pour démontrer que le myrtol est un agent thérapeutique très-efficace, car, en somme, la moyenne du traitement a été peu élevée. Mais, ce qu'il y a ici de très-important, c'est que deux malades qui n'avaient pu obtenir d'amélioration dans le traitement de blennorrhagies antérieures par l'emploi du copahù, et qui, au contraire, s'étaient vus atteints de dyspepsies rebelles, ont été guéris de leurs deux affections par l'usage des capsules d'essence de myrte.

Ces résultats encourageants doivent faire prévoir le succès légitime qui est destiné au myrtol dans le traitement toujours difficile et toujours fatiguant des maladies que nous venons de décrire.

INDEX BIBLIOGRAPHIQUE

Cælius Aurelianus. De morbis acutis, lib. II, chap. XIII.

Avicenne. Can. medic. lib. II.

P. Caton. De re rusticâ, chap. CXXV.

Dioscoride. Commentaires d'André Matthiole, sur les six livres de la matière médicinale de Pédacius Dioscoride. Traduct. de Martin Mathée. Lyon M.DC.LXXX.

Galien. Œuvres de Galien, édition de 1826. liv. 7. De simplic. medicament. temperament. et facultat.

Hippocrate. Œuvres d'Hippocrate, traduct. Littré.

Ovide. Fastes, lib. IV.

Pline l'Ancien. Histoire naturelle. Traduct. Littré.

Baumé. Matière médicale.

Belon. Matière médicale.

Jonal Bergius. Matière médicale.

Aug. de Candolle. Essai sur les propriétés médicales des plantes, comparées avec leurs formes extérieures et leur classification naturelle. Paris 1876.

Cazin. Traité des plantes médicinales indigènes.

Délioux de Savignac. Dictionnaire encyclopédique des sciences médicales. A. Dechambre.

Fernel. Matière médicale.

Ferrein. Matière médicale.

Garidel. Histoire des plantes des environs d'Aix.

Geffroy. Matière médicale.

Linné. Matière médicale, page 224.

J. Roques. Nouveau traité des plantes usuelles, spécialement appliquées à la médecine domestique et au régime alimentaire de l'homme ou du malade.

Spielmann. Matière médicale.

— Dictionnaire en cinquante volumes. Année 1819.

— Dictionnaire pittoresque d'histoire naturelle et des phénomènes de la nature, 1823.

— Dictionnaire universel d'histoire naturelle, 1846.

C. ALLIONIUS. Flora pedemontana, 1785.

BODARD. Cours de botanique médicale comparée, Paris 1810.

BENTHAM et HOOKER. Liv. I, 714.

ALP. DE CANDOLLE. Géographie botanique raisonnée.

PYR. DE CANDOLLE. Prodomus. 258, tome III.

DUCHARTRE. Éléments de botanique.

ENDLICHER. Genera plantarum, 1223.

GRENIER et GODRON. Flore de France.

ANT. GOÜAN. Flora Monspeliaca, 1765.

HUMBOLD, BONPLAND, KUNTH. Nova genera et species américana.

LINNÉ. Species plantarum.

— Genera plantarum.

MOLINA. Chili, 133.

DU MOULIN. Flore poétique ancienne.

MOQUIN-TANDON. Éléments de botanique médicale.

A. RICHARD. Nouveaux éléments de botanique.

TOURNEFORT. Institutiones rei herbariæ, tab. 409.

Paris. — Typographie Parent, 31, rue Monsieur-le-Prince.